EXPOSITION COLONIALE DE MARSEILLE 1922

SERVICE DE LA SANTÉ
ET DE L'HYGIÈNE PUBLIQUES AU MAROC

*Il est tiré de ce travail, par l'Imprimerie Officielle du Protectorat, deux cent cinquante exemplaires dont ceux numérotés de **1** à **25** sont réservés à l'auteur et les autres numérotés, de **26** à **250** sont vendus au profit des Œuvres de Bienfaisance de Madame la Maréchale LYAUTEY.*

CONSIDÉRATIONS SUR LA MÉDECINE INDIGÈNE ACTUELLE AU MAROC

La médecine arabe est de haute lignée, elle a un passé glorieux. Mais les traditions en sont perdues et rien n'a survécu du naufrage de cette ancienne médecine, écho plus ou moins fidèle des idées hippocratiques ou galéniques auxquelles étaient venues s'ajouter des connaissances en chimie et en botanique, science que les savants arabes cultivèrent avec passion. Au Maroc surtout, le naufrage est si complet, qu'au cours des grandes dynasties berbères, les médecins renommés qui vinrent auprès des sultans furent principalement des médecins arabes et quelquefois juifs d'importation, appelés par leur réputation auprès des princes berbères. Ils passèrent comme de brillants météores, sans fonder d'écoles qui eussent sauvé leur nom de l'oubli.

La médecine indigène, telle qu'elle est pratiquée aujourd'hui au Maroc, relève d'une sorte de formulaire magico-médical où la *kitaba* (thérapeutique) religieuse, l'astrologie, les pratiques d'incantation et d'exorcisme, les propriétés de gemmes, la thérapeutique des simples et certaines notions d'antisepsie et de chimie, voire même d'organothérapie, se mêlent étrangement.

On a beaucoup écrit déjà sur ce formulaire où la médecine se révèle « fille de la magie », comme l'a écrit M. Doutté, et où les superstitions populaires ont engendré la thérapeutique contre les maléfices.

Que nous ouvrions le livre de Raynaud, celui de Mauchamp (1), celui de Doutté (2), que nous parcourions des

---

(1) *Sorcellerie au Maroc.*
(2) *Magie et religion dans l'Afrique du Nord.*

travaux spéciaux tel que celui du D' Thierry (1), médecin
du corps de débarquement au Maroc, « sur les *Pratiques et
Superstitions médicales des Marocains* », que nous consul-
tions les rapports de nos médecins mobiles, que nous feuil-
letions nos notes personnelles, les formules abondent. On
comprend fort bien que selon qu'il s'agit de maladies pro-
voquées par des causes naturelles (coup de froid, par exem-
ple) ou surnaturelles (influence d'un djinn — esprit mal-
faisant), la thérapeutique varie du médicament usuel
employé seul à la formule magique compliquée ou à la
kitaba religieuse pure.

Souvent, les thérapeutiques s'associent et « les livres
« de médecine arabe, répandus partout, comme par exem-
« ple les *Kitab er Rah'ma*, d'Es Soyouti, contiennent au-
« tant de recettes magiques que de recettes médicales : les
« procédés pour expulser les démons y voisinent avec les
« indications thérapeutiques, les rites de magie sympathi-
« que avec l'emploi des simples et les carrés de nombre et
« de lettres avec les drogues pharmaceutiques. En fait, il
« est souvent impossible de distinguer le rite magique du
« rite médical. » (DOUTTÉ.)

Ce que l'on peut constater aujourd'hui, c'est la pré-
pondérance du formulaire magique ou religieux sur le médicament usuel et celle du formulaire religieux sur le formulaire magique, car les traditions antiques de la grande
magie, ainsi que celles de cette sorte de *magia naturalis*,
science des propriétés des choses de leurs antipathies ou
sympathies qui furent la *grande science* du moyen âge,
sombrent aujourd'hui dans un charlatanisme grossier, au
point que le marabout, le santon, le médecin religieux
reste le grand spécialiste des panacées souveraines, *le sou-
verain gardien de la santé publique*, comme l'écrivait na-
guère un de nos médecins mobiles.

Et c'est ainsi, qu'écrivant l'histoire des saints guérisseurs du Maroc, de ces saints dont la puissance se transmet
non seulement à leurs descendants, mais encore à la terre
de leur tombeau, on écrirait un grand chapitre de thérapeutique marocaine. Il y a là un vaste champ de recherches
imparfaitement exploré.

(1) Thèse de la faculté de Paris (1917).

Bien que le but de ce rapide exposé ne soit pas de contribuer à grossir le chapitre du formulaire magico-médical marocain, il est bien, pour fixer les idées, de citer quelques formules types où les diverses thérapeutiques agissent seules ou en association :

I. — *Type de formule de kitaba religieuse pure*

Contre les maux de tête : Ecrire sur quatre feuillets de papier, avec de l'encre arabe, le verset du Coran *Ayat el Koursi ;* se coucher sur un de ces feuillets, en placer un second sur la tête ; les deux autres de chaque côté du corps et dire trois fois : Dieu tout-puissant, Dieu qui fais tout, Dieu maître du corps et des âmes, guéris-moi.

II. — *Type de formule magico-religieuse*

Contre la « tarcha », gifle appliquée par un djinn (*probablement œdème inflammatoire des paupières*) : le taleb écrit la « sourate » sur un œuf, avec de l'encre faite avec du henné et du safran. Il applique ensuite tout doucement l'œuf sur l'œil malade en répétant le verset sacré et casse ensuite l'œuf qui s'est emparé de la maladie. La guérison est rapide.

III. — *Type de formule d'exorcisme*

Contre la paralysie momentanée provoquée par un djinn : Le malade doit passer trois nuits consécutives dans la « kouba », puis le taleb commence une prière appelée « tazima », où la magie de certains mots s'exerce concurremment avec l'influence de la parole coranique ; il fouette le malade garroté au préalable le temps nécessaire pour obliger le djinn à sortir du corps. Le taleb exhorte le djinn à sortir, celui-ci réplique par la bouche du malade sous la forme de souffles et de soupirs, qu'il ne sortira que deux ans après ; mais le taleb ordonne plus impérieusement et continue sa « tazima » jusqu'à ce que le « djinn » sorte, que le malade revienne à lui et se relève.

IV. — Type de formule astrologique

Préservatif contre les hémorroïdes : il consiste dans le port d'une bague, soit au doigt, soit fixée à la chaîne de montre comme breloque, et dont on ne doit jamais se séparer.

C'est le dernier mercredi du mois arabe « *Chaïah el Achor* », au lever de l'étoile du matin, à l'aurore, que l'on fabrique les bagues anti-hémorroïdaires. L'amin des orfèvres réunit, à cette occasion, chez lui, tous les israélites du métier, et c'est dans le plus grand recueillement, à la minute précise de l'apparition de l'astre, que l'on procède au coulage et au moulage des précieux bijoux. Le concours de ces gens de métier lui est prêté gracieusement en la circonstance.

Les bagues doivent avoir un poids déterminé : c'est celui d'une pièce d'un franc. Celles qui ne remplissent pas scrupuleusement cette condition sont éliminées, car elles sont reconnues inaptes. Ces bagues sont en argent.

Les anneaux fabriqués ainsi sont vendus d'abord aux notabilités du Makhzen ; ceux qui n'ont pas été écoulés sont réservés au public, qui arrive à les payer souvent 20 francs pièce.

V. — Type de formule purement médicale

Médication contre le paludisme chez les Riffains et les Djebalas. Mettre une livre de *merriout* (*marrubium vulgare*), dans un litre d'eau, faire bouillir jusqu'à réduction de moitié, puis filtrer sur un linge et, chaque matin et chaque soir, prendre un verre de cette liqueur avant les repas.

VI. — Type de formule magique

Contre les crises nerveuses : prendre trois carrés de papier sur lesquels on a écrit : *Samiasou, Cicasou, Khadïssen :* ce sont là noms de démons de marque ; puis exposer le malade à un feu dans lequel on a jeté de la glu et de la graine de persil, et on brûle dans ce feu chaque papier l'un après l'autre.

M. Doutté cite dans son livre : *Magie et Religion dans l'Afrique du Nord,* une formule complexe et curieuse et où se trouvent, dit-il, mélangées à la fois la *kitaba* religieuse, l'astrologie, la vertu des simples, l'emploi des antiseptiques ; nous la donnons tout entière :

« *Contre les éruptions générales des boutons.* — Ecri-
« vez la sourate » *EL Qiyama* dans un vase que vous lave-
« rez avec de l'eau dans laquelle vous ferez fondre ensuite
« de l'alun, du nitre, du sel ammoniac, une partie de cha-
« cun ; puis, vous lotionnerez le malade avec cette solu-
« tion le mardi au lever du soleil, le samedi à son coucher,
« trois fois ; les abcès se guériront ; s'il se forme du pus,
« placez à cet endroit du *iabous* ou du *Djazoum* avec du
« *Harmel* et un peu de miel. Les ulcérations sécheront avec
« la permission de Dieu ».

Le Dr Raynaud a sommairement rappelé dans son étude sur la médecine au Maroc les propriétés thérapeutiques de la plupart des pierres précieuses.

Nous n'insisterons pas sur ce chapitre spécial.

Nous avons une idée du formulaire. Quels sont ceux qui sont chargés de le feuilleter et de l'interpréter ? C'est d'abord le *t'obib*, sorte de droguiste-médecin, celui que l'on rencontre accroupi dans un coin du *souq* populeux, sous une tente ou à l'abri d'une natte, étalant à ses pieds toute sa pharmacie et son instrumentation et donnant des consultations en plein air. Il fait métier de guérir par les vertus merveilleuses des plantes.

M. Doutté établit une distinction entre le *t'obib* et le *h'akim*, autre appellation moins usitée pour désigner le médecin. « Le *h'akim* serait plutôt celui qui possède les
« traditions mystérieuses de l'antiquité, sans oublier les
« magiciens à demi légendaires de l'Islam, et qui guérit
« par les incantations aussi bien que par les drogues ».
C'est un terme plus noble correspondant à une aristocratie de l'art. C'est pour cela, sans doute, que le terme de *h'akim* s'applique de préférence au *taleb* concurrent du *t'obib* sur le *souq*, grand distributeur d'amulettes et détenteur de formules magiques. Le *h'akim* est un contre-sorcier aussi bien qu'un médecin, aussi son nom s'applique-t-il plus communément au représentant dégénéré du grand art et de la grande science, au *taleb* du *souq*, qui est véritable-

ment un contre-sorcier. C'était sans doute un vrai *h'akim*, ce médecin indigène de Mogador Si El Hadj Hassan, que rencontra le D⁽ʳ⁾ Raynaud lors de son voyage au Maroc, et qui lui déclara avoir appris les notions de son art à la Zaouïa de Talegzount, dans le Sous, que fréquentaient une cinquantaine d'étudiants.

De quelle nature pouvait être cet enseignement qui fut complété par des stages à Marrakech, à Fez et au Tafilalet ? Etranges doctrines où la cabale, l'astrologie, les vagues traditions de l'école de Cos et d'Alexandrie et le Coran devaient former un curieux amalgame, si l'on en juge par la façon de reconnaître la « constitution » d'un malade d'après la méthode d'El Hadj Hassan, que nous a conservée le D⁽ʳ⁾ Raynaud :

« Il faut, disait El Hadj Hassan, additionner les lettres de son nom et celui de sa mère, puis diviser par 7 ; on a ainsi l'étoile sous laquelle il est placé et son jour ; en divisant ensuite par 4 le malade tombe dans la classification : 1 feu, 2 terre, 3 air, 4 eau.

Le feu et la terre donnent lieu à des tempéraments qui sont chauds à des degrés divers, l'eau et l'air à des tempéraments froids.

Au cours de nos pérégrinations à travers le Maroc connu, nous n'avons pas rencontré et on ne nous a pas signalé de *h'akim* digne de ce nom, et il est certain qu'aujourd'hui c'est le médecin européen qui, aux yeux des indigènes, doit représenter la tradition et mérite de porter le nom de *h'akim*, car ne nous y trompons pas, pour la foule indigène, le *toubib* français exerce un art magique et, quand il le voudra, avec les moyens techniques modernes dont il dispose, il ne lui faudra pas beaucoup d'efforts pour conserver sa renommée de grand magicien.

Le *taleb* est donc le concurrent du *t'obib*, et il suffit souvent à ce *taleb* de savoir écrire et lire dans quelque grimoire, de posséder beaucoup d'aplomb et un certain sens psychologique pour exploiter la crédulité indigène, qui est infinie. Mais, dès que nous entrons dans le domaine magico-religieux, la variété des guérisseurs est inépuisable, et, comme dans nos pays d'ailleurs où la faculté de guérir s'étend du charlatan forain au saint renommé auprès duquel on se rend en pèlerinage, au Maroc cette faculté, monopolisée au bas de l'échelle par le *taleb*, santon plus ou

moins authentique, s'élève, se purifie, s'authentifie pour
s'exercer enfin avec une autorité quasi divine par le marabout vénéré à réputation séculaire vers lequel cheminent
périodiquement les pèlerins exaltés venus de tous les points
de l'horizon. Le pouvoir curatif de ces saints célèbres
s'étend à toutes les maladies ou se spécialise à certaines
affections, leur survit et s'exerce par tout ce qui fit partie
de leur domaine, par la terre, par l'arbre, par la source,
par le tombeau. Nous assistons ici au triomphe de la *Kitaba*
religieuse pure, dernière étape de l'évolution médicale et
triomphe de la foi. Et ici plus de formule, c'est la néga-
tion des formules ; il suffit de dormir au pied de l'arbre qui
couvre de son ombre la *kouba* vénérée, de se plonger dans
la source, d'embrasser la terre et d'invoquer directement
le nom du saint.

Nous retrouvons quelques notions médicales chez le chi-
rurgien arabe, le barbier-chirurgien de nos pères, familiè-
rement appelé le *maallem*. C'est une figure bien caracté-
ristique, et si, comme l'a très bien noté le Dr Thierry, « sa
« science n'est pas universelle, si son bagage de connais-
« sances n'est pas considérable, c'est lui cependant qui
« pratique, avec le plus de logique et d'habileté, l'art de
« guérir : saignée, ventouses, appareils à fracture, réduc-
« tion des luxations, pointes de feu, extractions des dents,
« opérations diverses de petite chirurgie arabe ». Un de
nos médecins mobiles a même rencontré dans le Sous un
spécialiste des yeux possédant une instrumentation assez
ingénieuse lui permettant des interventions assez compli-
quées.

Méthode de recherches

Cet aperçu rapide de l'état de la médecine indigène
d'aujourd'hui, d'après les renseignements receuillis dans
les parties du Maroc bien connues, laisse encore dans l'ombre tout un Maroc inexploré au point de vue de ce que l'on
peut appeler le « *folklore* » médical.

Que nous réservent les populations de l'Atlas où nos
médecins mobiles ont fait quelques tournées trop rapides,
trop rares pour être encore bien fructueuses ? Et, même
dans le Maroc connu et soumis, quel domaine encore à

explorer, quelle mine de renseignements non encore exploitée par nos médecins de bled fixes ou mobiles ? Et c'est ici qu'une méthode de recherches s'impose.

À la base de cette méthode, la connaissance de la langue arabe ou berbère, selon les régions où s'exerce l'action de nos médecins, est une condition indispensable ; une autre condition aussi indispensable, c'est l'adaptation au milieu. Il faut que le médecin qui veut « savoir » se mêle à la foule arabe, il doit aimer l'arabe pour s'en faire aimer et obtenir de lui avec de la patience, de la force persuasive, tous les renseignements, toutes les confidences qu'il voudra. Il possède un talisman magique aupr.s de l'indigène, sa science et son titre, mais il faut qu'il sache s'en servir au mieux des intérêts de l'etnographie dont il peut agrandir le domaine.

Le programme de recherches est très varié et nous en indiquerons les données essentielles :

Compléter le chapitre ouvert par le Dr Raynaud, c'est-à-dire rechercher et identifier toutes les plantes qui servent en médecine marocaine, connaître les propriétés que leur attribuent les *t'obab* et tous ceux qui les utilisent, et si ces propriétés sont réelles ou imaginaires ; étudier leur mode d'emploi local ou général. Il ne faut pas perdre de vue, en effet, que l'expérience populaire précéda souvent l'expérience scientifique et que la thérapeutique des simples est la mère des thérapeutiques.

Retrouver les manuscrits de médecine arabe, les traduire, analyser le formulaire et chercher par cette analyse à renouer le fil avec l'art médical antique et à suivre les diverses phases de l'évolution des théories médicales. Peut-être sera-t-il donné à certains d'entre nous de retrouver en quelque coin du Maroc quelque foyer d'enseignement médical précieux ou de rencontrer un nouveau Si El Hadj Hassan qui leur exposera ses doctrines et les sources de ses doctrines ?

Fréquenter les herboristes, les *t'obab*, les *maallem*, rechercher tous ceux qui se targuent de savoir guérir, analyser leurs procédés ;

l'étude des sources au Maroc peut fournir un intéressant chapitre à la thérapeutique et les vertus sacrées de certaines sources mettront vite nos confrères sur la voie des propriétés thérapeutiques réelles ;

l'histoire des saints guérisseurs peut fournir matière à des monographies aussi intéressantes que pittoresques ;

enfin, de l'étude des confréries religieuses, des rites religieux, des mœurs bizarres et de certaines habitudes collectives, du fatras des superstitions populaires peut surgir le détail lumineux et précieux de l'histoire du « *folklore* » et de l'ethnographie.

Nous ne pouvons donc qu'inviter nos confrères à adresser au Comité des Hautes Etudes Marocaines le bilan de leurs recherches et nous pourrons arriver ainsi à une vue d'ensemble et inédite sur le passé et sur le présent de l'art médical et des sciences naturelles au Maroc, considérées dans leurs rapports avec cet art médical, après les avoir dégagés de leur gangue magico-religieuse. Ne savons-nous pas, en effet, que la gemme éblouissante ne s'obtient qu'après un lent travail de désagrégation et d'usure ?

Et, même s'il est impossible de séparer la science de la magie, et même si, au bout de nos recherches, nous n'avons que désillusion scientifique, nous n'en aurons pas moins contribué à la connaissance plus parfaite de l'âme marocaine et, en fin de compte, cette connaissance n'est-elle pas indispensable pour assurer l'évolution du peuple marocain vers de meilleures destinées ?

Dr MAURAN,

Inspecteur général du Service de la Santé
et de l'Hygiène publiques.

(Extrait du *Bulletin de l'Institut des Hautes Etudes Marocaines,* n° 1, décembre 1920).

153